Männer verstehen

Endlich glücklich mit Mr. Right

Inhaltsverzeichnis

Einleitung

Männer zu verstehen ist nicht immer leicht! Männer sind aufgrund biologischer, evolutionärer und gesellschaftlicher Unterschiede für die meisten Frauen Wesen von einem anderen Planeten. Unzählige Missverständnisse im Alltag sind der Grund für unglücklichen Partnerschaften. Um diese Missverständnisse ein für alle Male zu beseitigen, musst du die Logik der Männer verstehen lernen! Wie denken Männer? Woran erkennst du, ob er eine langfristige Beziehung möchte? Wie flirtest du richtig? Wie kannst du neuen Schwung in eure Beziehung bringen?

Die Wahrnehmung von Männern unterscheidet sich ganz deutlich von der Wahrnehmung der Frauen. Falls das gegenseitige Verständnis fehlt, sind Missverständnisse vorprogrammiert. Männer bekunden ihr Interesse ganz anders als Frauen und oftmals interpretieren Frauen die Zeichen eines Mannes falsch oder ihren Wünschen entsprechend. Nicht nur durch verbale, sondern auch durch nonverbale Kommunikation können Missverständnisse zwischen Frauen und Männern entstehen. Du lernst in diesem Buch auch dich Männern gegenüber unmissverständlich auf nonverbale Weise zu verständigen. Auch die verbale Kommunikationsart der Männer wird dir nahe gebracht. Auf diese Weise kannst du ihre Absichten, Ansichten und Erwartungen besser wahrnehmen und verstehen. Warte also nicht darauf, dass dein Mann dich verstehen lernt, sondern ergreife die Initiative und lerne deinen Traummann zu verstehen! So lernst du Männer besser kennen und wirst deutlich weniger Probleme durch Missverständnisse im Alltag haben.

In diesem Buch wirst du einiges über die Denkarten und Handlungsweisen der Männer lernen und wie du mit deinem Traummann eine glückliche Beziehung aufbaust. Es warten viele Tricks auf dich, um deine traumhafte Beziehung Realität werden zu lassen!

Kapitel 1: Die richtige Kommunikation

Männer und Frauen kommunizieren auf ganz unterschiedliche nonverbale und verbale Weise. Frauen denken um einiges komplizierter als Männer und passen ihre Aussagen an komplexe auf Empathie basierende Skalen an, um keinen emotionalen Schaden anzurichten. Dies ist der Grund, warum Frauen manchmal etwas nicht so sagen, wie sie es meinen. Das Gesagte entspricht also nicht immer dem Gemeinten. Männer hingegen drücken ihre Gedanken zumeist ohne Umwege aus. Diese direkte Art ist für viele Frauen schwer zu verstehen und wirkt oft unsensibel oder sogar verletzend. Viele Männer sind weniger empathisch als Frauen und müssen Empathie erst erlernen. Männer drücken ihre Gedanken sehr simpel und logisch aus, ohne sich großartig von Empathie leiten zu lassen. Natürlich sind nicht alle Männer gleich, manche sind wunderbar empathisch und sensibel! Mit empathischen Männern wirst du weniger Probleme bei der Kommunikation haben, es schadet jedoch nicht, sich auch bei dem Exemplar „sensibler Mann" in die Denkweise hineinzuarbeiten. Auch sind diese

Männer mit einem weiblichen Anteil oftmals in den Augen der Frauen nicht attraktiv und es wird sich nur in seltenen Fällen eine Spannung oder Liebe aufbauen lassen.

Frauen können mit Männern ganz ohne Angst vor emotionalen Verletzungen kommunizieren und ihre Gedanken ohne unnötigen Ballast oder Beschönigungen äußern. Männer verstehen in den allermeisten Fällen keine von Frauen konzipierten Geheimbotschaften! Wenn du ihm also sagen möchtest, dass seine Unordnung dich nervt, dann sag ihm das genauso! Auf diese Weise kannst du verhindern, dass sich aufgrund unverstandener Botschaften und unverändertem Alltag Wut aufstaut. Konflikte sind ganz klar da um ausgetragen zu werden, nur so kann eine Beziehung wachsen. Eine dauerhafte unterschwellige Wut lässt jede Kritik zu einem Angriff werden und schadet dir, deiner Beziehung und deinem Partner. Viele Frauen tragen diese Wut so lange mit sich herum, dass sie Ursprungsprobleme aus dem Auge verlieren und auf die verschiedensten Situationen wütend reagieren.

Macht es dich wirklich wütend, dass du den Abwasch öfters machst als dein Mann? Oder siehst du hinter seiner „faulen Art" vielleicht eine dir gegenüber abwertende Haltung? Vielleicht sind dir deine Motive gar nicht unbedingt bewusst. Wenn du Wut in dir aufsteigen merkst, überlege dir ganz genau was das grundlegende Motiv für deine Wut ist und unterscheide dieses von dem momentanen Auslöser. Dann kannst du mit deinem Partner über das kommunizieren, was dich grundlegend stört. Die unterschwellige Wut lässt bei dir den Respekt für deinen Partner sinken und auch auf Seiten deines Partners geht nach vielen von Wut motivierten Äußerungen der Respekt verloren. Männer schätzen es sehr, wenn eine Frau ganz klar und simpel mit ihnen kommuniziert. So können negative Energien gar nicht erst entstehen! Männer ignorieren dich nicht, sie verstehen deine unterschwelligen Botschaften einfach nicht!

Die soziale Wahrnehmung von Männern ist weniger stark ausgeprägt, als die der Frauen. Dies ist vor allem auf die unterschiedlichen Anforderungen der Sozialisation zurückzuführen. Männern fällt es also deutlich schwerer Stimmungen, nonverbale Äußerungen, Emotionen und unterschwellige Botschaften wahrzunehmen.

Vielleicht fürchtest du, dass dein Gegenüber direkte und offene Kritik nicht erträgt oder dich weniger schätzt. Der Umgang mit Kritik ist jedoch niemals dein Problem, sondern immer das Problem deines Partners. Ist dein Partner eine starke Persönlichkeit und kann mit Kritik positiv umgehen oder ist dein Partner eine schwache Persönlichkeit, die bei einem ehrlichen Feedback die Flucht ergreift? Du wirst ganz schnell feststellen, dass du durch ehrliche und offene Kommunikation nur die starken und offenen Persönlichkeiten in deinem Leben halten wirst. Möchtest du einen starken Mann an deiner Seite?

Eine emotional rücksichtsvolle Kommunikation für andere Situationen beizubehalten ist jedoch sinnvoll, da eine breit gefächerte Auswahl an Handlungsfähigkeiten die Meisterung von Herausforderungen im Leben um einiges einfacher macht. Für den Umgang mit maskulin denkenden und kommunizierenden Männern ist die von Empathie gesteuerte Kommunikation jedoch nicht der richtige Weg zu einer glücklichen Beziehung.

Es ist wissenschaftlich erwiesen, dass Männer und Frauen ihre Umgebung ganz unterschiedlich wahrnehmen und auch ihre sinnlichen Wahrnehmungen sehr differenziert sind. Das Gehör der Männer beispielsweise ist selektiver als das der Frauen. Das heißt, dass dein Mann nicht so viele Geräusche auf einmal wahrnehmen kann, wie du. Wenn du also möchtest, dass er dir gut zuhören kann, schalte die Musik oder den Fernseher ab. Männer reagieren nicht so sensibel auf Berührungen wie Frauen, haben jedoch ein gesteigertes Schmerzempfinden. Dies erklärt, warum Männer bei einer Erkältung viel mehr leiden als Frauen – weil sie Schmerzen tatsächlich stärker empfinden. Auch bei der visuellen Wahrnehmung gibt es Unterschiede: Männer sehen das direkt vor ihnen liegende klar und scharf in der Weite. Frauen hingegen können viel mehr Farben differenzieren und nehmen auch Dinge am Rande ihres Fokus wahr. So können Frauen sich einen optimalen Überblick verschaffen, während Männer aufgrund biologischer Gegebenheiten auch mal 10 Minuten nach dem Haustürschlüssel suchen. Männer tendieren zur Bevorzugung von herzhaften Lebensmitteln, während Frauen durchschnittlich süßere Lebensmittel bevorzugen. Was das weibliche Gehirn betrifft, hat es mehr Vernetzungen zwischen den Gehirnhälften und ist auch im Ruhezustand deutlich aktiver, als das eines Mannes. Während im Gehirn der Frauen mehrere Regionen für die Sprache zuständig sind, können sich Männer unglaublich gut auf räumliche Wahrnehmung und Orientierung spezialisieren. Bekanntlich sind Frauen Multi-Tasking-Talente, was man von Männern nicht behaupten kann. Männer sind gut darin sich ganz und gar auf eine Sache zu konzentrieren. So wirst du selten einen Mann sehen, der gleichzeitig wäscht, abspült und kocht.

Mädchen haben durchschnittlich im Alter von 3 Jahren einen wesentlich ausgeprägteren Wortschatz als Jungen. Allgemein fällt es Frauen leichter über Emotionen zu sprechen und darüber eine Beziehung zu anderen Personen aufzubauen. Männer hingegen fokussieren sich in ihrer Kommunikation häufig auf Fakten und Informationsübermittlung.

Kapitel 2: Unterschiedliche Ziele

Ein weiterer Faktor für Missverständnisse zwischen Männern und Frauen sind die unterschiedlichen Ziele miteinander. Soll die Beziehung von Dauer sein oder nur für eine Nacht? Dieses Problem lässt sich natürlich durch offene Kommunikation ganz einfach lösen. Jedoch erzählen Männer viel, wenn die Nacht lang ist und ihr Interesse an Sex mit dir groß ist! Mit ein paar Strategien kannst du herausfinden, was dein Gegenüber wirklich von dir möchte.

Es gibt durchaus Männer, die offen sagen, dass sie nur Sex möchten. Dann hast du nur noch das Problem, dass du dich für oder gegen eine möglicherweise wilde Nacht entscheiden musst. Diese Ehrlichkeit solltest du wertschätzen! Er hat nicht versucht dich zu beeinflussen, zu manipulieren oder dich „in die Kiste zu quatschen"! Solange das Angebot für Sex auf eine respektvolle Art und Weise geäußert wird, ist auch nichts Verwerfliches an diesem Verhalten zu sehen. Das Interesse an deinem Körper ist menschlich! Falls du kein Interesse an einer gemeinsamen abenteuerlichen Nacht hast, dann kannst du dies ganz offen und ehrlich kommunizieren, so entstehen keine unerfüllten Erwartungen oder Missverständnisse.

Andere Männer werden versuchen dich durch alle erdenklichen Möglichkeiten davon zu überzeugen, dass du mit ihnen schlafen möchtest. Das Interesse an deinem Körper steht jedoch dabei vor dem Interesse and einer Persönlichkeit, obwohl er dich auf persönlicher Ebene für sein Vorhaben gewinnen möchte. Diese Differenz kann das Selbstwertgefühl der Frau auf Dauer schwächen. Ein einfacher Weg einen solchen Mann zu enttarnen ist, dass du nicht direkt auf seinen Wunsch eingehst, sondern dich einige Male mit ihm triffst. Schlage ganz bewusst Treffen an Orten vor, an denen Sex unmöglich ist: Zusammen essen gehen oder andere Aktivitäten an öffentlichen Orten. Lässt sein Interesse an dir schnell nach, weil du nicht mit ihm schläfst, kannst du dir sicher sein, dass er nie an deiner Persönlichkeit interessiert war. Ist ein Mann ehrlich an dir interessiert, wird er dich gerne begleiten oder dir andere für ihn interessante Aktivitäten vorschlagen, damit ihr euch kennen lernen könnt. Da Ehrlichkeit ein ganz wichtiger Faktor für eine glückliche Partnerschaft ist, solltest du dich von diesen Männern fern halten. Sex zu wollen ist super, aber Interesse an deiner Persönlichkeit zu vorzuspielen, um Sex zu bekommen ist nicht so super. Wir leben in einer offenen und aufgeklärten Gesellschaft, in der die direkte Kommunikation über sexuelle Bedürfnisse möglich ist! Du könntest ihn auch ganz direkt auf seine Absichten ansprechen und an seiner nervösen oder selbstsicheren Reaktion seine Ehrlichkeit ablesen. Wenn er dich auch nach einigen gemeinsam verbrachten Monaten mit oder ohne Sex nicht seinen Freunden oder seiner Familie vorstellt, kannst du dir sicher sein, dass er keine dauerhafte Bindung mit dir eingehen möchte.

Dieser Typ Mann wird am Morgen danach verschwinden und auf keinen Fall den Tag mit dir verbringen. Schließlich geht es ihm um Sex und nicht darum dich kennenzulernen. Falls er sich für einige Tage nicht bei dir meldet und das erste, was er dann von dir möchte Sex ist, kannst du dir sicher sein keinen Mann für eine langfristige Partnerschaft gefunden zu haben. Vielleicht war er in der Zwischenzeit auf der Jagd nach anderen Frauen. Mit diesem Mann wirst du auch keine tiefgreifenden persönlichen Gespräche führen, weil er kein Interesse daran hat! Nun liegt es an dir zu entscheiden, ob diese Art der oberflächlichen Beziehung zu dir passt oder du auf der Suche nach einer tiefgründigen Partnerschaft bist. Falls du dich gegen diese Art der Beziehung entscheidest, kannst du ihm dies ganz direkt und simpel mitteilen.

Ein Mann der aufrichtig an deiner Persönlichkeit und idealerweise an deinem Körper interessiert ist, wird Sex mit dir haben und sexfreie Zeit mit dir verbringen. Er wird Interesse an deiner Persönlichkeit, deinen Ansichten, deinen Freunden, deiner Familie, deinen Wünschen und Zielen zeigen und dich gleichermaßen in sein Leben miteinbeziehen. Auch hier kann es Missverständnissen vorbeugen, wenn ganz klar über die möglicherweise gemeinsame Zukunft gesprochen wird! Besteht ein Interesse an einer langfristigen und tiefgründigen Beziehung auf beiden Seiten? Wunderbar!

Kapitel 3: Deine Attraktivität zählt!

Du hast bestimmt schon unzählige Male gelesen oder gehört, dass es nicht auf Äußerlichkeiten ankommt. Es kommt aber doch auf Äußerlichkeiten an! Es liegt im menschlichen Instinkt die Äußerlichkeit einer Person bei der ersten Begegnung wahrzunehmen. Die Größe deiner Brüste oder deine Schuhgröße haben dabei aber viel weniger Bedeutung, als deine Ausstrahlung! Männer finden es heiß, wenn du Selbstbewusst bist! Klar kann man äußerliche Vorlieben haben, aber jegliche äußerliche Perfektion nützt dir nichts, wenn du eine negative Ausstrahlung hast. Hole das Beste aus dir raus! Kümmere dich um dich selbst, nicht um anderen zu gefallen, sondern um dir selbst zu gefallen und gesund zu leben. Treibe deiner physischen und psychischen Gesundheit zu Liebe Sport und ernähre dich bewusst Gesund. Pflege dich, bilde dich und sorge für dich! Eine positive und gesunde Lebenslust wirkt unglaublich attraktiv aufs andere Geschlecht und hat für deine geistige und körperliche Gesundheit einen tollen Effekt! Führst du ein erfülltes Leben, dass dich jeden Tag voll Energie aufstehen lässt? Eine starke weibliche positive Lebensenergie lässt dich erstrahlen und das zieht Männer an! Dein ehrliches Lächeln wirkt unglaublich sexy und wird die Aufmerksamkeit auf dich ziehen. Auch für eine langfristige Partnerschaft sind dies grundlegend wichtige Faktoren. Oder möchtest du einen ungepflegten und ungebildeten Mann, der tagtäglich unzufrieden mit seinem Leben ist?

Du hast momentan nicht besonders viel, was dich erstrahlen lässt? Nimm dir jeden Tag mindestens eine Stunde Zeit für dich selbst. Oftmals rauben uns Frauen Kinder, Alltag, Job und andere Verpflichtungen das Gefühl für unsere eigenen Interessen und Bedürfnisse. Nimm dir ein wenig Zeit und finde heraus, was du genau von deinem Leben erwartest und beginne deine Träume zu realisieren. Genieße dein Leben! Genießt du dein eigenes Leben nicht, wird es sehr schwer sein eine andere Person in dein Leben zu ziehen. Wenn du Lebensfreude ausstrahlst, wird es dir leicht fallen Männer in deinen Bann zu ziehen. Niemand wird mit dir ein Leben teilen wollen, was du selbst nicht gerne lebst.

Nicht nur beim ersten Date, auch im 10. Jahr eurer Beziehung ist es wichtig, dass du ihm aufrichtig zuhörst und Augenkontakt hältst. Die Grundlage der ehrlichen Anziehungskraft ist Authentizität, so werdet ihr schnell herausfinden, ob ihr zusammen passt und auch in Zukunft harmonieren werdet.

Was maßgeblich zu deiner Attraktivität beiträgt ist der Respekt für deinen Gegenüber. Respektiere seine Art, seinen Job und seinen Lebensstil. Wenn du versuchst ihn zu verändern, weil ihr oder du dann glücklicher sein könntet, wird das ganz sicherlich schief gehen. Keiner lässt sich gerne für das Glück einer anderen Person verbiegen. Gebe deinem Partner den nötigen Raum, damit er sein Leben voll ausleben und frei gestalten kann. Unterstütze ihn, wo du kannst und zeige ihm, dass du stolz auf ihn bist! Diesen Respekt hast du dir natürlich gleichermaßen verdient, also darfst du deinen eigenen Raum und Unterstützung fordern!

Wie flirtest du richtig?

Grade in der Dating-Phase ist es wichtig einige Grundregeln zu beachten. Du bist zwar auf der Suche nach einem Partner, aber dein Leben hängt nicht davon ab Mr. Right heute kennen zu lernen. Du musst dich also nicht mit jedem verfügbaren Kerl treffen, aus Angst etwas zu verpassen. Wähle bedacht aus mit wem du dich triffst, du musst dich mit niemandem treffen und auch wenn bei deinem Gegenüber Hoffnungen auf weitere Treffen bestehen, bist du dazu in keiner Weise verpflichtet. Wenn du ehrliches Interesse an einem Mann hast, dann hör auf andere Männer zu daten! Sei gleich von Anfang an mit ihm und dir selbst ehrlich und lass keine Gründe für Eifersucht aufkommen. So könnt ihr entspannt in eine Beziehung starten. Besprich deine Gefühle mit deinem Gegenüber. Habe keine Angst davor die Initiative zu ergreifen, auch Männer sind unsicher und freuen sich, wenn du den ersten Schritt wagst. Damit deine Erwartungen nicht enttäuscht werden, solltest du nicht zu verkrampft ans Daten herangehen. Siehe es vor allem als eine gute Möglichkeit einen neuen Menschen kennen zu lernen. Ob es dein Traumpartner ist, wird sich mit der Zeit zeigen.

Was möchtest du von deinem Date-Partner? Eine heiße Nacht oder möchtest du ihn näher kennen lernen? Wenn du eine heiße Nacht im Sinn hast, dann zeig dich von deiner sexy Seite und verführe ihn! Brust raus, Bauch rein und zeig was du hast! Möchtest du die Persönlichkeit von deinem Date-Partner kennen lernen? Dann achte vor allem auf aufrichtigen Augenkontakt und suche oft den Blickkontakt. Eine offene und deinem Date-Partner zugewandte Körperhaltung drückt dein Interesse aus. Falls du schüchtern bist, versuche deine Schüchternheit zu überwinden und stelle deinem Date-Partner viele Fragen. So werdet ihr bald die Smalltalk-Phase verlassen und euch ernsteren Themen widmen, falls ihr auf einer Wellenlänge liegt. Beim belanglosen Flirten sind ernste Themen wie Krankheiten oder langweilige Themen wie das Wetter tabu. Konzentriere dich auf spaßbringende Themen, wie Reisen, Hobbies oder ähnliches. Beim fortgeschrittenen Kennenlernen sind dann natürlich auch ernstere Themen wichtig, aber nicht unbedingt beim ersten Date. Mein Tipp: Humor verbindet Menschen. Sei nicht gekünstelt oder gezwungen lustig, sondern sei ganz du selbst und nimm euer Treffen mit Humor.

Auch in langfristigen Partnerschaften ist das Flirten wichtig. Natürlich flirten alteingesessene Paare anders als beim ersten Date, jedoch solltest du nie aufhören mit deinem Mann zu flirten! Zeige ihm auch nach Jahren dein Interesse und halte eure Beziehung aktiv. Auch in langjährigen Partnerschaften lohnt es sich, sich für seinen Partner zu interessieren und interessant zu bleiben!

Wie sieht dein Traummann aus?

Hast du dir schon einmal Gedanken darüber gemacht, wie dein Traummann sein soll? Oder hast du dich von dem beeinflussen lassen, was dir auf deiner Suche begegnet ist? Je klarer deine Vorstellung vom Traummann ist, desto einfacher wirst du die für dich nicht passenden Männer meiden können.

Der perfekte Mann, das bedeutet, der für dich ideale Mann! Es gibt keine perfekten Menschen, aber es gibt mindestens einen Mann da draußen, der ideal zu dir passt.

Stelle dir einige Fragen über deinen Traummann. Um herauszufinden, was dir an deinem Partner wichtig ist, musst du dich selbst sehr gut kennen! Wenn du dich selbst nicht gut kennst, wie willst du wissen, wer zu dir passt?

- Welche Ziele sollte er haben?

- Wie sollte seine Vorstellung über Familie aussehen?

- Welche moralischen Werte sollte er vertreten?`

- Wie wichtig soll ihm Erfolg sein?

- Wie und wo soll er leben wollen?

- Soll er dir Sicherheit bieten können?

- Welche äußerlichen Ansprüche soll er erfüllen?

- Welche Interessen soll er haben?

Wenn du dir über all diese Fragen klar geworden bist, weißt du schon einiges über dich selbst. Sei dir darüber bewusst, dass auch du nicht perfekt bist und auch dein Traummann Macken haben wird, mit denen du aber leben kannst! Wichtig ist, dass ihr euch in den wichtigen Punkten, wie Kommunikationsart, Familienplanung und Lebensziele einig seid, damit die Chance auf eine gemeinsame Entwicklung besteht!

Kapitel 4: Eine glückliche Beziehung führen

Der respektvolle Umgang ist die Grundlage einer jeden guten Beziehung. Zu respektlosem Verhalten gehören Verhaltensweisen wie deinen Mann mit anderen Männern vergleichen, ständige Undankbarkeit, den Partner versuchen zu ändern oder den Partner einengen. Meinungsdifferenzen können auf respektvolle und direkte Weise ausgetragen werden, ohne das eine der beiden beteiligten Personen respektlos behandelt wird. Die meisten Konflikte lassen sich mit Vorwürfen und Angriffen nicht lösen, sondern werden so auf eine unlösbare Ebene verschoben. Durch persönliche Angriffe kann der Partner seine Integrität nicht wahren. Vielleicht macht dein Partner nichts falsch, sondern dir gefallen seine Verhaltensweisen nicht. Das gibt allerdings niemandem das Recht den Partner niederzumachen. Wenn mit Liebe kommuniziert wird, sieht der Partner sich nicht in der Not sich selbst zu verteidigen und kann auf das Gesagte eingehen. So können Veränderungen und Fortschritte geschaffen werden.

Ein Beispiel: Dein Mann ist seit einigen Wochen eher unmotiviert und bleibt stark unter seinem Potential. Seine Stimmung ist negativ und du bist genervt.

Version 1: „Du bist nur noch schlecht drauf, ich möchte, dass du dich wieder normal verhältst!"

Version 2: „Ich habe bemerkt, dass es dir in den letzten Wochen nicht so gut ging. Du bist ein toller und starker Mann und im Moment lebst du dein Leben nicht wie in deinen früheren starken Zeiten. Was ist los?"

Ich denke, dass uns allen lieber wäre, wenn wir selbst mit Version 2 konfrontiert würden. Liebevolle, aber offene Kritik lässt die Möglichkeit für echte Kommunikation offen und erhält die Wertschätzung des Partners aufrecht. So steht ihr gemeinsam auf einer Seite und arbeitet zusammen für euer Wohl und kämpft nicht gegeneinander. Dein Partner lebt zwar mit dir und steht an deiner Seite, ist aber nicht deine Marionette. Also respektiere und achte seine Einzigartigkeit und lasse ihn sein Leben leben. Auch wenn dazu schmutzige Socken auf dem Boden toleriert werden müssen. Dazu bedarf es natürlich Mut und Selbstvertrauen!

Negative Dynamiken

In langjährigen Beziehungen können negative Verhaltensmuster festgefahren sein. Es ist aber nie zu spät, die Dynamik zu ändern! Wenn es dich sehr stört, dass er sich mit seinem Freunden trifft und du bisher dies als Anlass zum Meckern genommen hast, kannst du dies nun ändern. Wünsche ihm das nächste Mal, wenn er sich mit seinen Freunden trifft viel Spaß! Vielleicht wird er die Veränderung die ersten Male nicht wahrnehmen oder du musst erst lernen ihm vom ganzen Herzen bei dem Treffen mit seinen Freunden Vergnügen zu wünschen. Denk daran, dass er sich nicht mit seinen Freunden trifft, um dich zu verletzten, sondern um seine persönlichen Freiheiten auszunutzen! Versuche kleine Veränderungen zu etablieren und du wirst die positive Dynamik zurück in eure Beziehung holen!

Mache den ersten Schritt aus deiner Genervtheit raus zu mehr Respekt und Liebe in eurer Beziehung. Wenn du ein wenig mehr Aufmerksamkeit von deinem Mann bekommen möchtest, dann schenke du ihm doch diese Aufmerksamkeit. Du wirst als Gebende vieles von dem was zu gibst zurück bekommen. Sei nicht ungeduldig, wenn dies nicht auf Anhieb klappt. Die neuen Dynamiken müssen sich natürlich erst einspielen! Warte nicht darauf, dass er dich glücklich macht. Keine andere Person in diesem Universum kann dich wunschlos glücklich machen, außer du selbst. Also nimm dir, was dich glücklich macht!

Eifersucht

Vielleicht hast du Angst deinen Partner zu verlieren und zeigst eifersüchtige Tendenzen? Überlege dir, ob das Sinn ergibt. Wenn dein Partner dich betrügen möchte, dann wird er das tun. Ganz egal, ob du eifersüchtig bist oder nicht. Es macht für sein Verhalten und seine Entscheidungen keinen Unterschied. Du kannst dir die vergeudete Energie durch unnötige Eifersucht also direkt sparen und dich entspannt zurück lehnen.

Ein Grund für Eifersucht ist oftmals der Vergleich der eigenen Person mit anderen Personen des gleichen Geschlechts – „Sie hat schöne Haare, das würde ihm bestimmt besser gefallen." Du wirst dich schlecht fühlen, wenn du an dir nur die Dinge wahrnimmst, die deiner Meinung nach fehlen. Richte deinen Fokus auf die positiven

Aspekte deiner Persönlichkeit und deines Körpers. Niemand ist perfekt und niemand kann deinem Mann alles bieten. Er wird wohl das Positive in und an dir gesehen haben, sonst wäre er nicht an deiner Seite. Wenn du dich aber dauerhaft in Angst vor anderen Frauen in eine Opferrolle begibst, tust du dir und deiner Ausstrahlung nichts Gutes. Du musst dich nicht an die Bedürfnisse deines Partners anpassen oder dich für ihn ändern. Aber du kannst dir sicher sein, dass es einen oder mehrere gute Gründe für seine und deine Gefühle für einander gibt und dass dies nicht unbedingt in Konkurrenz zu anderen Frauen steht. Hole das Beste aus dir heraus, gestalte dein Leben so, dass du glücklich bist und fange an zu verstehen, dass dein Partner nicht deine Lebensgrundlage darstellt. Du kannst ohne deinen Partner leben, wenn ihr also aus irgendwelchen Gründen nicht mehr zusammen passt, dann wirst du daran nicht zugrunde gehen. Die meisten Paare leben sich auseinander, weil sie sich nicht mehr genug umeinander bemühen, nicht weil andere Frauen die Ursache für eine Trennung sind. Wenn du also ein tolles und glückliches Leben führst, wirst du keinen Mann für dein Glück brauchen, aber dein Glück gerne mit ihm teilen.

Falls du diese Art von glücklichem und freiem Leben noch nicht hast, dann überlege dir, was du für die Vollendung für dein Glück benötigst. Solche Veränderungen geschehen nicht innerhalb von zwei Wochen, sei also geduldig. Aber du wirst merken, dass du mit jedem Schritt weniger Angst haben wirst deinen Partner zu verlieren. Entziehe der Eifersucht durch Selbstbewusstsein den Nährboden!

Nehme dir Zeit um genau herauszufinden, was du von deinem Leben erwartest, was dir wichtig ist und wie du diese Ziele realisieren kannst. Mache dir eine Mind Map, eine To Do-Liste oder ähnliches und werde kreativ! Anfangs wird es dir nicht leicht fallen deine ehrlichen Wünsche herauszufinden, aber je mehr Selbstbewusstsein du auf diesem Weg erlangst, desto klarer werden sich deine wahren Ziele zeigen.

Anziehungskraft

Ein Fehler, den viele alteingesessene Paare begehen, ist aufzuhören sich für einander zu interessieren und sich nicht mehr interessant zu machen. Bleibe gepflegt, bleibe attraktiv und bleibe an deinem Partner ehrlich interessiert. Natürlich könnt ihr weiterhin gemütliche Fernsehabende im Jogginganzug auf der Couch verbringen, aber ab und zu solltest du dich auch noch einmal von deiner besten Seite zeigen! Verabredet euch miteinander und nehmt euch Zeit füreinander. Nebeneinander auf der Couch sitzen zählt nicht dazu sich Zeit füreinander zu nehmen. Sich Zeit zu nehmen bedeutet sich eine gemeinsame Aktivität wie essen gehen, einen Ausflug machen oder ähnliches abzusprechen und ganz bewusst diese Zeit als Paar zu genießen.

Falls die Anziehungskraft zwischen euch nachlässt, dann frage dich, warum dein Partner früher verrückt nach dir war und hole dies zurück in euer Leben! Dein Partner wird sich freuen und sicherlich mitziehen. Es lohnt sich auch in langjährigen Beziehungen Energie und Liebe zu investieren! So könnt ihr euch immer wieder neu ineinander verlieben.

Halte deinen Partner nicht für selbstverständlich! Kleine Aufmerksamkeiten wie Komplimente, wortlose Gefallen oder kleine Überraschungen zeigen dein Interesse und werden eure Liebe stärken!

Verzeihen

Denke daran, dass Männer anders Lieben und ihre Liebe auch anders zeigen. Gedankengänge oder Vorwürfe wie „Wenn du mich lieben würdest, dann..." führen zu nichts als Verbitterung!

Lerne deinem Partner zu verzeihen. Wir sind alle Menschen und wir alle machen früher oder später einen Fehler. Du liebst deinen Partner, du möchtest, dass eure Beziehung noch lange so bestehen bleibt, also ist der einzig logische Schritt nicht nachtragend zu sein nach einem Streit, sondern eine offene und verzeihende Haltung einzunehmen. Das bedarf vielleicht etwas Übung und Mut, aber es lohnt sich! So wird keine Wut aufgestaut und ihr könnt befreit miteinander umgehen.

Beim Streit geht es nicht darum am Ende einer Meinung zu sein, sondern in erster Linie verschiedene Meinungen auszutauschen und einen für beide Parteien passenden Kompromiss zu finden. Es wird niemals geschehen, dass ihr immer eine für alle Beteiligten perfekte Lösung findet und ihr euch auf eine Meinung einigen könnt. Ihr seid zwei verschiedene Menschen mit verschiedenen Ansichten und verschiedenen

Bedürfnissen. Dies gilt es in kompromissartigen Einklang zu bringen.

Kommunikation

Über die Kommunikationsschwierigkeiten zwischen Mann und Frau weißt du nun schon einiges. Generell ist anzumerken, dass Männer mehr auf der informativen Ebene kommunizieren, während Frauen mehr auf der Beziehungsebene kommunizieren. Frauen können sich der männlichen und weiblichen Sprachebene bedienen, Männer hingegen meistens nur der männlichen. Passe deine Kommunikationsform also an deinen Mann an und du wirst dir lästigen Ärger durch Missverständnisse ersparen. Versuche nicht die Aussagen deines Mannes großartig zu interpretieren oder nimm sie nicht als unterschwellige Kritik wahr – dies sind seine Aussagen in den allermeisten Fällen nämlich nicht! Wenn dein Mann also anmerkt, dass sich das Handtuch kratzig anfühlt, dann meint er, dass sich das Handtuch kratzig anfühlt. Er meint nicht „Du sollest waschen lernen." oder „Du hast Mist gekauft." oder „Nicht mal waschen kann sie." Wenn er dich kritisieren möchte, dann wird er das tun und zwar ganz offen. Du wirst nicht nach seiner Kritik suchen müssen!

Wenn du der Typ Frau bist, der gerne genervt schweigt um dem Partner mitzuteilen, dass der Haussegen schief hängt, dann solltest du jetzt damit aufhören. Dein Partner wird zwar verstehen, dass der Haussegen schief hängt, aber er kann weder Gedanken lesen, noch ist er dazu verpflichtet auf genervt schweigende Aufforderungen einzugehen. Sprich also ganz klar und offen mit ihm über deine Wünsche und Bedürfnisse, damit er darauf eingehen kann, wenn er denn möchte!

Frauen kommunizieren unheimlich gerne über ihre Emotionen und Probleme, um diese zu verarbeiten und sich über sie klar zu werden. Wenn du diese Gespräche gerne mit deinem Mann führen möchtest, kann das schiefgehen. Dein Mann wird sehr schnell auf eine logische Art und Weise versuchen dir mögliche Lösungswege für deine Probleme aufzuzeigen. Das ist aber zumeist nicht das Ziel der Frau, wenn sie über ihre Emotionen und Probleme redet. Für Frauen ist es absolut ausreichend über etwas zu reden ohne eine passende Lösung zu erarbeiten. Erwarte auch nicht, dass dein Mann seine Emotionen oder Probleme großartig mit dir teilt, denn diese Vorgänge passieren bei ihm größtenteils in seinem Kopf. Du kannst ihm natürlich anbieten seine Gedankenwelt mit dir zu teilen. Auch solltest du weiterhin deine Gedankenwelt mit ihm teilen, aber darauf hinweisen, dass es nicht darum geht Lösungswege zu erarbeiten.

Wenn dein Mann sich dir gegenüber also emotional öffnet, höre ihm zu, stelle ihm Fragen und behandle diese Informationen vertraulich. So kann eine vertraute Basis für eure Beziehung entstehen.

Vertrauen

Vertrauen zu schenken und zu erhalten ist ein großes Geschenk. Wenn du deinem Mann und dir erlaubst ganz frei und ihr selbst in eurer Gegenwart zu sein, werdet ihr ein tiefes Vertrauen aufbauen können. Wenn du möchtest, dass er dich komplett als Person akzeptiert, dann akzeptiere auch ihn als Person so wie er ist. Nur dann kann er sich dir öffnen und ihr seid stärker verbunden. Ein Schritt in diese Richtung ist, dass du ihm urteilsfrei zuhörst.

Für Männer ist der sexuelle Part in einer Beziehung enorm wichtig. Versuche auf seine Bedürfnisse einzugehen, sich seine Wünsche anzuhören und ganz ohne Urteil oder Scham mit ihm zu kommunizieren. Vielleicht hat dein Mann ausgeprägtere sexuelle Bedürfnisse als du, es gibt aber bestimmt einen Weg wie ihr beide glücklich sein könnt. Wenn dein Mann seine sexuellen Wünsche dir gegenüber ganz authentisch äußern kann, wird er dir vertrauen und sich nicht genötigt fühlen seine sexuellen Fantasien mit anderen auszuleben. Möglicherweise fühlt sich dein Mann von vielen verschiedenen weiblichen Energien angezogen und umgibt sich gerne mit Frauen – du kannst es akzeptieren oder gehen. Versuche nicht ihn zu ändern, er ist eine Person mit dem Recht auf eigene Entfaltung!

Streit

Was Männer im Allgemeinen ganz massiv stört sind Dramen. Dramen entstehen vor allem, wenn man über einen längeren Zeitraum Wut angestaut hat. Wut kann sich durch nicht verzeihen wollen oder falsche Kommunikation anstauen, achte also genau auf deine Empfindungen und versuche die Ursachen für diese herauszufinden. Es lohnt sich wenig wegen einer falsch gegossenen Topfpflanze ein großes Drama zu machen, so wird sich dein Partner mit der Zeit mehr und mehr von dir entfernen. Versuche in dich hineinzuhören und herauszufinden, was genau dein wirkliches Problem ist. Ist es wirklich die falsch gegossene Topfpflanze oder fehlt dir Liebe und Aufmerksamkeit? Dein Mann wird die unterschwellige Botschaft nicht heraushören können, also sei fair und übermittle ihm deine Botschaft auf eine direkte und offene Art, damit er sie verstehen und darauf eingehen kann. Dazu musst du natürlich auch dich selbst gut kennen und im kritischen Fall kontrollieren können.

Lasse also deine negativen Gefühle nicht die Oberhand gewinnen und forsche in dir selbst nach, was dir wirklich fehlt und kommuniziere dies dann ganz direkt mit deinem Mann! Er wird dir für deine offene und unkomplizierte Art dankbar sein und ihr werdet euch nicht mehr wegen falsch gegossener Topfpflanzen streiten müssen.

Verallgemeinerungen

Es gibt durchaus einige Frauen aufgrund von schlechten Erfahrungen mit Männern das männliche Geschlecht im allgemeinen verfluchen. Dieses schlechte Bild von

Männern ist eine Verallgemeinerung, die Frauen und Männern gleichermaßen schadet. Mit einem misstrauischen Gefühl auf jeden Mann zuzugehen, wird das Entstehen einer liebevollen und vertrauten Partnerschaft verhindern. Und anstatt nach einer weiteren gescheiterten Partnerschaft zu sagen „Habe ich es doch gewusst!", wäre es sinnvoll nach den Ursachen für das eigene Misstrauen zu forschen. Selbst wenn du schon einmal betrogen worden bist, heißt dies nicht, dass alle Männer Betrüger sind. Natürlich fällt es erstmal schwer nach so einem Schlag wieder zu vertrauen, jedoch ist Vertrauen die absolut notwendige Basis für eine schöne und erfüllte Beziehung. Sobald sich diese Verallgemeinerungen in deinen Gedankenmustern etabliert haben, wirst du eine sehr vorgefertigte und unumstößlich negative Meinung über Männer haben und diese auch ausstrahlen.

Warum betrügen oder verletzen Menschen ihren Partner? Meist aus der Motivation heraus um selbst nicht verletzt zu werden. Oftmals wurden diese Menschen in ihrer Vergangenheit selbst verletzt und haben nun Angst davor sich gänzlich auf eine vertraute Partnerschaft einzulassen. Es ist in jedem Fall einfacher durch die Verletzung des Partners Abstand zu gewinnen, als die eigenen alten Verletzungen zu bearbeiten und sich auf eine liebevolle Beziehung einzulassen, in der man möglicherweise wieder verletzt wird. Egal was Menschen ihrem Partner antun, dies hat nie etwas mit dem Partner persönlich zu tun. Die verletzenden und inadäquaten Verhaltensweisen sind immer Produkt der eigenen Erfahrung dieser Menschen und auch als solche zu bewerten. Wenn dich also dein Exfreund betrogen hat, dann hat er das nicht getan um dich bewusst zu verletzten, sondern weil er die Nähe nicht erträgt und selbst nicht verletzt werden möchte.

Anstatt im Hass zu verweilen, übe dich in Mitleid und Mitgefühl. Natürlich tun diese Erfahrungen weh, aber verweile nicht in einer Opferrolle und schade dir ein Leben lang mit dem Hass in dir. Hass ist unglaublich ungesund und wird dich von der Realisierung deiner Lebensziele abhalten.

Falls du solche Altlasten mit dir herumträgst, nehme dir täglich zehn Minuten Zeit um diese zu verarbeiten. Begebe dich an einen ruhigen Ort, wo du die nächsten zehn Minuten nicht gestört wirst. Denke nun an eine Situation, in der du verletzt wurdest und versuche sie so genau wie möglich vor deinem geistigen Auge zu visualisieren. Wer war anwesend? Was ist geschehen? Wer hat was gesagt? Wie hast du dich gefühlt? Wer war beteiligt? Wo ist es passiert? Versuche den

Schmerz ganz realistisch wahrzunehmen und während du den Schmerz erneut spürst, verzeihe der anderen Person. Sage laut oder in Gedanken zu der Person, die dich verletzt hat, dass du ihr verzeihst. Denke daran, dass diese Person dich nicht aus Boshaftigkeit verletzt hat, sondern weil diese Person irgendwann einmal selbst verletzt wurde. Durchbreche dein negatives Denken und arbeite aktiv daran diesen Menschen zu verzeihen. Es mag einige Zeit dauern und du wirst diese meditative Übung einige Male durchführen müssen, aber es wird dir auf langer Sicht helfen dich befreiter auf andere Menschen einlassen zu können.

Verziehen bedeutet nicht, dass du der anderen Person erlaubst diesen Fehler wieder zu begehen, sondern nur, dass du ihr den schwachen Moment verzeihst und die negativen Gefühle in die loslässt, damit sie dich nicht dauerhaft belasten. Nach einigen Wochen sollte es dir mit dem Gedanken an diese Verletzungen besser gehen!

Schlusswort

In diesem Ratgeber hast du hoffentlich ganz viel über die Denkweise der Männer gelernt! Du hast erfahren, wie sie denken, wie sie kommunizieren und wie du dieses Wissen nutzen kannst, um eine glückliche Partnerschaft aufzubauen.

Du hast gelernt, worin sich die Kommunikationsarten von Mann und Frau unterscheiden und wie du deine Kommunikation an die deines Mannes anpassen kannst, sodass ihr Missverständnissen aus dem Weg geht. Außerdem hast du gelernt, ehrliche von unehrlichen Männern zu unterscheiden und auf welche Signale du achten musst, um die Absichten deines Partners herauszufinden.

Neben vielen Tipps wie man eine Beziehung frisch und lebendig hält, hast du auch gelernt, wie man respektvoll und fair streitet und dass es auch nach jahrelanger Beziehung enorm wichtig ist, sich für den Partner ernsthaft zu interessieren und sich immer noch interessant zu machen! Du hast gelernt wie man beim ersten Date und in einer langjährigen Partnerschaft flirtet und worauf es beim Umgang miteinander ankommt. So kannst du dir selbst treu bleiben, selbst für dein Glück sorgen und mit deinem Partner an der Seite ein selbstbestimmtes Leben führen.

Hoffentlich konnte so dein eventuell bestehendes schlechtes Bild von Männern im Allgemeinen verbessert werden. Du hast gelernt, dass dir Verallgemeinerungen und unterschwellige Botschaften nicht weiterhelfen, sondern Vertrauen und Liebe in dich selbst und deinen Mann.

Dein Partner wird dir deine neuen Verhaltensweisen mit viele Liebe, Vertrauen und Aufmerksamkeit zurück zahlen. Viel Spaß in eurer glücklichen Beziehung!

Quellen

- Tannen, D. (2004). *Du kannst mich einfach nicht verstehen : Warum Männer und Frauen aneinander vorbeireden /* Deborah Tannen. *Aus dem Amerikan. von Maren Klostermann.. You just don'tunderstand<dt.>*(1. Aufl., einmaligeSonderausg. ed., Ser. 15301). München: Goldmann.

- Bolen, J. (1991). *Götter in jedem Mann : Besser verstehen, wie Männer leben und lieben /* Jean ShinodaBolen.. *Gods in everyman<dt.>*. Basel: Sphinx.

- Mapstone, E. (1998). *Warum Männer und Frauen sich nicht verstehen : Das Stachelschwein-Dilemma /* Elizabeth Mapstone. *Aus dem Engl. von Sylvia Höfer.. War ofwords<dt.>*. München: Lichtenberg.

Impressum

Text: Copyright © 2017 by Sophia Thiemann

Impressum und Verlag Sophia Thiemann

c/o Papyrus Autoren-Club, R.O.M. Logicware GmbH Pettenkoferstr. 16-18, 10247 Berlin

Cover-Foto: Joshua Resnick/
https://www.shutterstock.com/image-photo/romantic-couple-near-santa-monica-pier-156421604?src=v6yN3KUX0RMhlBXUE2T8iA-1-10

Wichtiger Hinweis:

Die in diesem Buch enthaltenen Informationen dienen ausschließlich informativen Zwecken und dürfen unter keinen Umständen als Ersatz für eine professionelle Beratung oder Behandlung durch ausgebildete und anerkannte Ärzte angesehen werden. Diese beinhalten keinerlei Empfehlungen bezüglich bestimmter Diagnose- oder Therapieverfahren. Die Inhalte dürfen niemals als eine Aufforderung zur Selbstbehandlung oder als Grundlage für Selbstdiagnosen und -medikation verstanden werden. Die Informationen spiegeln lediglich die Meinung des Autors wieder. Der Autor übernimmt für die Art oder Richtigkeit der Inhalte keine Garantie, weder ausdrücklich noch impliziert.

Sollten Inhalte des Buches gegen geltendes Recht verstoßen, dann bittet der Autor um umgehende Benachrichtigung. Die betreffenden Inhalte werden dann umgehend entfernt oder geändert.

Haftung für Links

Das Buch enthält Links zu externen Webseiten Dritter, auf deren Inhalte wir keinen Einfluss haben. Deshalb können wir für diese fremden Inhalte keine Gewähr übernehmen. Für die Inhalte der verlinkten Seiten ist stets der jeweilige Anbieter oder Betreiber der Seiten verantwortlich. Die verlinkten Seiten wurden zum Zeitpunkt der Verlinkung auf mögliche Rechtsverstöße überprüft. Rechtswidrige Inhalte waren zum Zeitpunkt der Verlinkung nicht erkennbar. Eine permanente inhaltliche Kontrolle der verlinkten Seiten ist jedoch ohne konkrete Anhaltspunkte einer Rechtsverletzung nicht zumutbar. Bei Bekanntwerden von Rechtsverletzungen werden wir derartige Links umgehend entfernen.